✚

CROIX ROUGE FRANÇAISE

# Union des Femmes de France

HOPITAL AUXILIAIRE N° 102

ANGERS

# ALLOCUTION DU MÉDECIN CHEF

POUR LA

## RÉUNION DE CLOTURE

*1er février 1919*

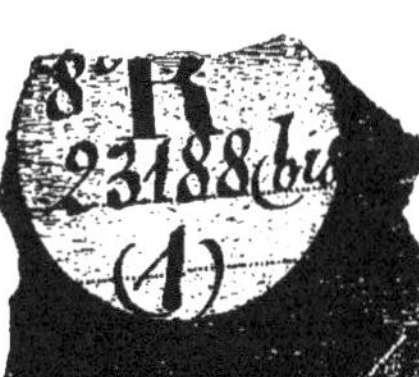


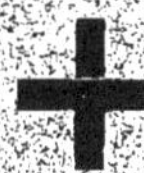

CROIX ROUGE FRANÇAISE

Union des Femmes de France

HOPITAL AUXILIAIRE Nº 102

ANGERS

# ALLOCUTION DU MÉDECIN CHEF

POUR LA

## RÉUNION DE CLOTURE

*1er février 1919*

Madame la Présidente,

Mesdames,

Lorsque se répandent dans les airs l'odeur du figuier et le parfum de la vigne en fleur on sait que l'été est proche. Or voici que le printemps de la vie va renaître, et l'on connaît que de grandes choses se préparent à ce signe que les fleurs de l'éloquence s'épanouissent en tous lieux.

Chaque jour d'illustres orateurs célèbrent à l'envi les prouesses de nos soldats, la vaillance de nos alliés et proclament l'avènement d'une ère nouvelle de justice et de bonté.

Nous sommes assemblés dans un dessein moins ambitieux et c'est une assez triste cérémonie que celle qui nous réunit pour la dernière fois en ces lieux. Le courage de nos soldats nous a délivrés du cauchemar dans lequel notre pays s'est débattu pendant de si longues années. Malgré la joie profonde que nous éprouvons tous, nous ne pouvons nous défendre d'un sentiment de tristesse à la pensée que cette maison dans laquelle vous avez combattu à votre manière, où vous avez donné le meilleur de vous-même, est rendue à sa destination première et que l'Hôpital 102 n'est plus. Et c'est à entendre l'oraison funèbre de notre cher hôpital que vous êtes conviées en ce moment.

Lorsque vous m'avez demandé d'être votre médecin-chef, j'ai bien senti tout l'honneur que vous me faisiez. Mais faut-il vous avouer, Mesdames, que je n'ai pas accepté sans une secrète appréhension? Toute prérogative entraîne après elle des charges et des obligations. Et si j'étais disposé à remplir les unes de mon mieux, je n'envisageais pas sans un certain émoi la perspective de vous adresser les allocutions que réclameraient les circonstances.

La sagesse antique nous avertit qu'il faut se connaître soi-même et je n'ai pas besoin de relire notre vieux Montaigne pour savoir que

Onc ne fut à chacun toute grâce donnée.

Les Dieux soient loués qui ont rendu vaines ces alarmes. L'homme est si merveilleusement vain, ondoyant et divers que si Madame la Présidente ne m'eût rappelé que le moment était venu de mettre en action les centres du langage, je crois bien que j'eusse réclamé le privilège de vous dire, au moment de nous séparer, les paroles d'adieu et de vous adresser les remerciements auxquels vous donnent droit les services éminents que vous avez rendus.

Combien je regrette, Mesdames, qu'une voix ne s'élève aujourd'hui, une voix qui tant de fois vous a charmées et qui s'est tue pour toujours ! Qui de vous n'évoque en ce moment le souvenir de notre regretté médecin-chef Monsieur le Dr Legludic ! Qui de vous ne revoit cette grande figure de vieillard, ce fin visage qu'encadraient à l'ancienne mode des favoris soyeux, ce regard tantôt vif et pénétrant, tantôt voilé et lointain, comme à la poursuite d'une idée, ces lèvres si expressives, tantôt détendues par un sourire accueillant, tantôt plissées par l'ironie.

De cette bouche s'écoulaient sans effort des paroles qu'on ne se lassait pas d'entendre. A la noblesse de l'idée M. Legludic alliait la pureté du langage, l'heureux choix du verbe. La louange avait d'autant plus de prix en passant par sa bouche qu'il la dispensait avec plus de discrétion et de mesure.

C'était un plaisir toujours renouvelé de l'entendre. Il avait un art de diction qui aurait donné de la valeur aux moindres choses; semblable à cet orateur de l'antiquité dont son adversaire disait avec une admiration envieuse à ceux qui vantaient ses écrits : « Que diriez-vous si vous l'aviez entendu. »

M. Legludic ne fut pas qu'un lettré délicat, un charmeur. Il était un grand laborieux, sa vie fut tout entière remplie par l'étude des sciences et des grands problèmes sociaux. Mais à l'inverse de ceux qui résolvent ces questions vitales par des discours, cet orateur subtil réalisait. Vous l'avez vu à la fin de sa carrière organiser l'enseignement de la puériculture, diriger en personne une consultation de nourrissons. Et déjà il se passionnait pour la lutte antituberculeuse quand la mort nous le ravit.

Médecin de l'U. F. F. en temps de paix, M. Legludic prit en mains la direction de l'Hôpital 102 dès le début de la guerre. On l'a vu en toutes saisons venir de très bonne heure pour visiter les malades et les blessés, laisser ses occupations et accourir à chaque arrivée de soldats pour les examiner et les répartir dans les salles.

La somme de travail qu'il a fournie est vraiment incroyable. Il avait assumé des tâches qui auraient paru lourdes à des hommes plus jeunes mais il semblait ne connaître ni la fatigue ni le poids des années. Et sa volonté de tenir jusqu'au bout ne se laissa pas fléchir par les prières de sa famille, ni par les suggestions de ses disciples.

Il avait assisté à la débâcle de 1870 et, comme les hommes de sa génération, il était resté sous le coup de l'humiliation et de l'abaissement imposé à son pays. Ce souvenir pénible ne devait point s'effacer : il redoutait la guerre qu'il jugeait inévitable. Et c'est avec une joyeuse surprise mais aussi avec scepticisme qu'il écoutait ceux qui lui annonçaient l'esprit nouveau, ceux qui prêtaient l'oreille au frémissement, à la rumeur qui montait des rangs d'une jeunesse impatiente du joug et prête à bondir au premier appel de la patrie en danger.

La mort l'a terrassé sans qu'il ait vu se lever l'aube de la délivrance, sans qu'il ait assisté au triomphe de nos armes, à la renaissance de la France immortelle.

Mesdames, je m'incline pieusement devant la mémoire de celui qui fut pour vous un médecin-chef bienveillant et qui restera pour moi le maître vénéré, le guide sûr, le conseiller éclairé, en un mot celui que, dans notre langage médical affectueux et familier nous aimons à nommer le patron.

Puisque nous évoquons le souvenir des disparus, je ne puis oublier le passage dans cette maison d'un autre maître M. le Dr Mâreau.

Sous des dehors un peu froids, sous le ton volontiers sceptique et désabusé, M. Mâreau cachait une âme d'artiste, une très vive sensibilité : chirurgien de l'Hôpital 102, il y apporta sa science anatomique, son habileté opératoire, son expérience très grande des lésions osseuses.

Mais la maladie qui déjà le tenaillait ne lui permit pas de prendre à nos travaux la part active qu'il aurait souhaitée. Il dut se retirer emportant tous nos regrets.

M. le Dr Boquel voulut bien lui succéder. Ni les soucis d'un service hospitalier surchargé, ni la surveillance d'une maternité où la dépopulation semble un vain mot, ni la direction d'une École de Médecine qu'il a maintenue dans la bonne voie parmi les écueils, ni le soin d'une clientèle importante, tant de charges de toutes sortes accrues par l'absence ou la disparition de nos collègues n'ont eu raison de sa belle humeur ni de sa vaillance. Et c'est toujours avec le même entrain, la même bonne volonté qu'il répondit à notre appel chaque fois qu'un blessé parut justiciable de ses hautes œuvres.

Chacun sait quelle bonne besogne il a faite ici. Et si je ne songe pas à louer sa prudente réserve, son expectative raisonnée, c'est que les blessés qu'il a soignés n'ont point manqué de le remercier, en toute connaissance de cause, de leur avoir conservé jusqu'à la dernière limite et souvent, malgré eux, le membre dont ils auraient volontiers fait le sacrifice.

Mesdames, l'histoire de l'Hôpital 102 tient toute entière entre ces deux dates mémorables : 2 août 1914-11 novembre 1918.

2 août 1914. Depuis quelques jours des rumeurs sinistres circulent. On dit la guerre inévitable. On le dit et on n'y croit pas. La guerre ! Est-ce possible à notre époque de civilisation? Mais les pessimistes n'ont pas tort. Les événements se précipitent. Et brusquement le tocsin aux cloches des campagnes annonce la catastrophe, le roulement lugubre du tambour appelle les citoyens aux armes. C'est la guerre!

D'abord une stupeur. Et bien vite on se ressaisit. L'esprit guerrier de la race se réveille. Parmi les acclamations et les chants, ils partent, couverts de fleurs, les régiments de ceux qui ne devaient jamais revenir. Et pendant qu'ils courent à la frontière pour tenter d'arrêter la ruée du Barbare, l'arrière s'organise.

L'Hôpital auxiliaire 102 devait s'ouvrir le septième jour après la mobilisation. Mais si grande fut votre hâte que dès le 7 août, le cinquième, tout était préparé pour recevoir les blessés. Ce fut une période d'attente fiévreuse. Que se passait-il ? On l'ignorait ! Des communiqués laconiques et vagues nous laissaient dans une incertitude irritante. Mais nul ne s'inquiétait. Des jours passent. Et c'est le 23 août enfin qu'arrivent à l'Hôpital 102 les premiers blessés, d'autres le 30 août, et successivement le 5, le 7 et le 10 septembre. Et nous apprendrons presque en même temps que l'ennemi submerge comme la marée montante le sol sacré de la patrie et que le généralissime a lancé sa fameuse proclamation, arrêté net son armée en retraite et dans un élan irrésistible refoulé le Boche dans cette bataille de la Marne qui devait changer la face du monde.

Nous avons appris aussi ce que c'était que la guerre. Oh ! nous savions quelles tristes réalités cache la gloire militaire, nous savions que notre époque de mécanique et de chimie ne pouvait servir de cadre à la guerre en dentelles, que le temps des tournois ou des luttes chevaleresques était périmé ! Mais nous n'avions pas imaginé cela. Quoi ! cette chair pantelante, ces membres déchiquetés, ces vêtements en lambeaux, ces flaques de sang, toute cette boue, tous ces immondices qui font d'un être humain, hier plein de force et de vie, cette chose lamentable et douloureuse ! C'était cela la guerre.

Mesdames, votre cœur a saigné, vos yeux se sont remplis de larmes, votre courage n'a pas été ébranlé.

Vous avez imposé le calme à vos nerfs, raidi votre énergie, et vaillamment vous vous êtes mises à l'œuvre. Tandis que vos maris, vos pères, vos fils et vos frères tenaient tête à l'ennemi, vous aussi vous avez fait la guerre.

Des mois se sont passés et puis des années. Nous avons connu les vastes espoirs, les grandes désillusions. Mais ces jours d'épreuve nous les avons traversés sans que le doute vînt ternir notre foi dans les destinées de la patrie.

La récompense est venue.

11 Novembre 1918 ! C'est le frissonnement des drapeaux dans un ciel d'azur, c'est la clameur d'allégresse de tout un peuple, c'est le chant de jubilation des soldats alliés : c'est aussi le sourire mouillé de larmes de ceux qui ont perdu des êtres chers ; dominant le délire de cette explosion sacrée,

voici que de nouveau s'envolent des clochers les voix d'airain qui clament à travers l'espace la joie de la délivrance et, par dessus toutes, la voix de la grosse cloche de la cathédrale, la voix de la cité que nul angevin ne peut entendre sans une émotion profonde.

Les anciens élevaient des statues à Janus, le dieu au double visage, symbole obscur qui exprime sans doute l'idée que tout événement ici-bas a deux aspects.

Le lendemain de ce jour inoubliable vous êtes venues, Mesdames, prendre votre poste et vous avez aperçu l'autre visage. Qui de vous n'a senti son cœur se serrer à l'idée que c'était fini, et qu'il faudrait bientôt quitter cet Hôpital auquel vous attachaient des liens si puissants faits de votre dévouement, de vos souffrances et de vos joies d'infirmières !

Depuis, ce fut l'agonie : les derniers blessés qui s'en vont, les salles qui se vident, le matériel qui se disperse. Et partout, dans l'air, sur les objets familiers flotte la tristesse des choses.

Le roi est mort ! Vive le roi ! criaient autrefois les hérauts.

Votre œuvre ne peut pas disparaître tout entière. Elle revivra sous une autre forme. Vous ne saviez pas encore ce que c'est que d'avoir vécu de la vie de l'Hôpital. En revêtant l'uniforme d'infirmière vous avez jeté sur vos épaules la tunique de Nessus.

*Tu es sacerdos in æternum.*

Je vous le dis : en vérité vous êtes infirmière pour toujours. Oui, je le sais, beaucoup d'entre vous ont atteint la limite de leurs forces, beaucoup l'ont dépassée. Vous aspirez au repos. Vous l'avez bien gagné. Vous ne le prendrez pas.

Vos énergies se réveilleront : votre soif de dévouement, votre charité ne vous laisseront pas de répit. Déjà vous avez préparé l'œuvre d'après guerre, déjà vous avez soulagé les infortunes, les misères, et les maladies qu'entraîne la guerre. Vous avez entrepris enfin la grande croisade contre le fléau qui depuis si longtemps décime notre race et qui chaque année nous enlève l'équivalent de la population d'une ville : vous avez déclaré la guerre à la Tuberculose.

Je voudrais fixer en traits rapides l'histoire intérieure de notre Hôpital.

Notre formation ne comptait au début que 80 lits. Ce

nombre fut porté à 110 au 7 septembre, à 140 au 18 septembre 1914. L'année suivante il atteignait 144 au 19 mai, passait à 160 au 8 juin pour atteindre au 24 juin 1915 le maximum de 180 lits.

En temps de paix il avait été admis que cet Hôpital ne recevrait que des malades.

Mais dès le début de la guerre, le nombre des blessés l'emporta sur celui des malades. On chercha, sans jamais trouver de solution élégante, un moyen de répartir les malades et les blessés dans des salles séparées. Un jour le Service de santé décida que l'Hôpital 102 serait à l'avenir chirurgical.

Jusqu'au mois de juin 1917 notre activité ne s'est pas ralentie. Mais nous avons connu une période de sommeil entre le mois de juin et le mois d'août 1917. Puis de nouveau les arrivées de trains sanitaires se firent plus régulières.

Vous estimerez sans doute avec moi que la partie la plus intéressante de notre travail s'arrête au mois de mars 1918. Avant cette époque nous avions le droit, après avoir opéré et soigné un blessé, de le mener jusqu'à la guérison. Mais dès le moment que l'Hôpital 102 fut désigné comme Hôpital d'évacuation, les blessés devinrent des pièces interchangeables et des numéros sans cesse modifiés. A nos yeux de médecin ce système paraît très propre à décourager les bonnes volontés et à rompre le courant de sympathie qui doit s'établir entre le malade et ceux qui lui donnent des soins. Sans doute avait-on peur que nos malades se sentant bien soignés n'eussent une certaine tendance à s'attarder chez nous, ou que l'attachement des infirmières ne leur fît découvrir des motifs impérieux de retenir leurs blessés. De tels remords ne pèsent point sur notre conscience. Nous avons l'intime conviction d'avoir été guidés par l'unique désir de guérir nos blessés dans le plus bref délai sans avoir cherché à les soustraire à leur devoir militaire.

Plus de 3.000 soldats, 3.091 avec exactitude : 2.619 blessés et 472 malades, sont entrés à l'Hôpital 102; 29 d'entre eux n'ont pu être récupérés à la suite d'amputation, 12 ont succombé. C'est peu, et c'est trop. Vous ne vous consolez pas de n'avoir pu arracher à la mort ceux que le destin avait marqués de son doigt sinistre.

Mesdames, pour gagner une bataille il faut d'abord des

soldats et des chefs courageux. Mais la bravoure ne suffit pas s'il manque aux uns et aux autres le sentiment de l'ordre, la méthode et la discipline. Chez vous de grandes choses ont été réalisées parce que vous réunissiez tous ces éléments de succès.

Sans doute vous avez connu, comme bien d'autres, une période de flottement. Quand trop de bonnes volontés se précipitent, elles s'entrechoquent sans effet utile. C'est l'histoire commune. Mais tout s'arrange, du moins dans notre bon pays. Vous connaissez sans doute ce petit tableau brossé de main de maître qui nous montre l'arrivée d'un régiment de réservistes à la caserne? C'est d'abord la foule d'hommes venus de toutes les régions, habillés de toutes les façons, une cohue indescriptible, un désordre sans nom, un tapage infernal où se croisent tous les dialectes et tous les patois. Puis le chaos s'organise, le bruit s'apaise. Et le lendemain ce sont des soldats qui sortent bien tirés, bien astiqués, bien alignés, clairons sonnant, tambours battant, colonel en tête; les officiers à leur place, les sous-officiers en serre-file. Et c'est un beau régiment de France qui défile !

Loin de moi la pensée de me faire l'apologiste du fameux système qui consiste à se débrouiller. Mais pourquoi nous dénigrer et ne pas vouloir y reconnaître, quoique poussé à l'extrême et jusqu'à la caricature, l'esprit d'initiative et d'individualisme qui caractérise notre race.

Nous ne sommes pas ici dans une caserne et les choses s'y passent avec moins de fracas. Elles s'y passent même fort bien : après une courte période d'organisation tout fut pour le mieux dans le meilleur des Hôpitaux.

Les résultats obtenus dans un hôpital dépendent assurément des qualités propres à chacune des personnes chargées d'assurer les services particuliers, et aussi — et pour une large part — de l'autorité et de la diligence de celles qui ont été librement choisies pour diriger, administrer, veiller aux finances, ravitailler et fournir en général tout ce qui est nécessaire à l'existence et à l'entretien des malades et du personnel.

Madame la Présidente, je ne sais ce que je dois le plus louer en vous, ou de votre activité ou de votre bonté. Pour me mettre à l'aise disons que vous personnifiez dans cette maison aussi bien qu'au dehors la bonté agissante.

Ouvrière de la première heure, vous arrivez à l'Hôpital et tout de suite, sans même vous dévêtir, vous prenez connaissance de tout ce qui s'est passé d'essentiel depuis la veille. Sans phrases inutiles vous réglez d'un mot les affaires, vous prenez sans tarder la décision qui s'impose. Et déjà vous voilà partie ; de votre pas alerte vous traversez les salles, saluant les infirmières, vous informant de leur famille, vous arrêtant au chevet des grands blessés pour dire à chacun d'eux avec un bon sourire la parole qui réconforte. Mais voici le carillon du téléphone. Vous accourez, c'est un ordre à passer, un rendez-vous à prendre. Et c'est ainsi qu'à toute heure on vous trouve circulant dans la maison, veillant à tout sans en avoir l'air, votre œil inquisiteur à l'affût du moindre détail, stimulant l'un, activant l'autre et, Dieu me pardonne, jusqu'au médecin-chef quand il s'avise de s'attarder. C'est l'heure du déjeuner, vous partez en trombe. Mais peu après on vous rencontre dans la rue vous hâtant vers quelque comité, quelque maison des réfugiés, quelque dispensaire, enfin quelque endroit où il y a du bien à faire.

Madame, on vous donne dans votre famille un nom qui évoque l'expérience de la vie, la bonté souriante, l'indulgence et les gâteries. Vous avez un air si jeune que j'hésite à le prononcer. Mais ne croyez-vous pas qu'au fond de leur cœur pour l'affection maternelle avec laquelle vous les choyez, nos petits soldats ne vous saluent respectueusement de ce doux nom que vous permettez à votre petit-fils, soldat de France, de vous donner.

Mesdames du Bureau, vous m'avez fait — oh ! bien amicalement — le reproche de n'avoir pas très souvent conversé avec vous. Il m'a été d'autant plus sensible qu'il contenait une grande part de vérité. Certes j'eusse éprouvé une complète satisfaction à m'étendre dans certain fauteuil moelleux et à deviser ès chambre des Dames. Si je ne me la suis pas plus souvent accordée, c'est que nous n'étions, ni les uns ni les autres, les maîtres de l'heure qui fuit. Mais sachez bien que je n'ai jamais pénétré dans votre sanctuaire sans être saisi de respect et d'admiration. Tant de registres tenus à jour avec une patience et un soin méticuleux, tant de dossiers bourrés de papiers minutieusement remplis, tant de circulaires étudiées, commentées, tant de décisions souvent contradictoires élucidées avec le désir poussé jusqu'au scrupule de ne rien négliger, de tout approfondir ! Voilà, Mesdames, la tâche ingrate, capable de rebuter les meilleures volontés à laquelle vous vous êtes astreintes pendant près de cinq ans.

Ah! Messieurs les Inspecteurs de tous services administratifs pouvaient venir ! Ils pouvaient compulser vos registres, feuilleter les dossiers, refaire des additions, vous étiez bien tranquilles, ayant acquis par un labeur acharné l'assurance de pouvoir répondre aux questions les plus astucieuses, exhiber à toute demande une comptabilité irréprochable et même, au besoin, prendre à son propre piège le questionneur imprudent.

Mesdames, je vous remercie personnellement d'avoir bien voulu soulever pour moi le voile qui dérobe les arcanes administratifs aux yeux profanes et de m'avoir guidé avec une complaisance inépuisable dans un dédale obscur, qui n'a point de secrets pour vous.

Faire aller son ménage, avoir l'œil sur ses gens
Et régler la dépense avec économie.

Telle fut, suivant le vœu de notre grand classique, la devise que vous avez adoptée, Mesdames qui avez présidé à la dépense, à la cuisine, à la lingerie, au vestiaire.

Ravitailler tant de personnes par ces temps de restriction et de vie chère, établir des menus et s'en procurer les éléments, satisfaire les goûts de chacun et ne mécontenter personne, ce ne sont point là des problèmes d'une solution facile. Vous avez accepté, Mesdames, de vous lever tôt, de vous enfermer pendant de longues heures dans l'atmosphère lourde des laboratoires culinaires, d'exercer une surveillance de tous les instants, d'imposer votre autorité au bataillon indocile des cordons-bleus. Vous l'avez accomplie avec une tranquille vaillance, cette tâche qui exige une endurance soutenue, avec une parfaite égalité d'humeur.

Puissiez-vous, Mesdames, trouver la récompense qui vous est due pour votre long, obscur et indispensable labeur dans les sentiments de respect et d'estime que suscitent votre dévouement et votre abnégation.

Mesdames, vous qui dispensiez le linge et les objets de pansement, vous aviez établi votre empire dans des régions supérieures où je n'ai pas souvent atteint, assez toutefois pour admirer les piles de linge bien blanc rangé avec amour et symétrie, et toutes les richesses qui font l'orgueil et la joie des dames. Je n'ignore point le travail considérable qu'exige le service de la lingerie ni le rôle important qu'il joue dans un établissement comme le nôtre. Et je vous supplie de me pardonner si, de complicité avec Madame l'Infirmière-chef, je vous ai causé un surcroît de travail par une consommation incroyable de blouses et de tabliers.

Il y avait à l'Hôpital 102 une salle bien curieuse. On pouvait y admirer une incomparable galerie de souliers de tous calibres, éculés, déformés, rapiécés, glorieux débris couverts de la poussière de Champagne ou de la boue des Flandres. A côté s'étalait une collection de casques plus ou moins bosselés et troués; plus loin des monceaux de vêtements portant les traces du fer, du feu, de l'eau, de la terre et du sang. Au milieu de cet amas hétéroclite, souriante sous sa couronne de cheveux blancs, se tenait le conservateur de cet étrange musée. Ce n'était pas un fonctionnaire oisif. Dès le matin on la voyait armée de ciseaux, de fil et d'aiguilles, rapprocher les bords des plaies, combler les pertes de substance, appliquer des greffes ingénieusement empruntées aux tissus voisins.

Ainsi tout le long du jour vous vous appliquiez, Madame, à cette chirurgie réparatrice et les succès constants de vos opérations auraient pu rendre vos voisins jaloux. C'est encore entre vos mains laborieuses que les soldats remettaient les chères reliques, les humbles trésors que, dépositaire fidèle, vous leurs rendiez au départ.

Comme on brise la coupe après qu'on l'a vidée, Madame, brisez vos aiguilles. Toute besogne est désormais indigne d'elles. Vous n'avez ni mesuré votre temps, ni ménagé vos forces, vous avez bien gagné le repos. Vous quittez cet Hôpital entourée de notre vénération.

Dans cette assemblée je ne vois pas beaucoup de représentants du sexe fort. Cependant vous ne me pardonneriez pas de passer sous silence les services de toutes sortes que des hommes ont su rendre à l'Hôpital 102, dans la mesure de leurs moyens.

Installer des blessés en voiture, en auto, les transporter de la gare à l'Hôpital par tous les temps, à toute heure de jour et de nuit, les brancarder avec précaution, ce sont là des travaux un peu trop lourds pour les frêles poignets des dames et pour lesquels vous avez trouvé des remplaçants dévoués. Qu'il s'agisse d'organiser des fêtes, de dresser des tentes, d'improviser des appareils, de monter des lits pour les grands blessés, toujours vous avez pu compter sur les mêmes concours empressés. Et combien se sont proposés pour aider à la gestion, remplir les fonctions de vaguemestre, copier des rapports, établir la liaison avec les pouvoirs publics. Et quelle reconnaissance inoubliable vous devez aux artistes qui ne vous ont jamais marchandé ni leur temps ni leur talent.

Je n'aurai garde de laisser dans l'ombre notre pharmacien qui très obligeamment nous versa pendant si longtemps l'hypochlorine et l'eau oxygénée ! qui nous rendit des services très appréciés par ses connaissances en radiographie et qui remplit les fonctions d'anesthésiste jusqu'au jour où le masque et la compresse passèrent en de charmantes mains.

Mon cher camarade, je vous considère d'un air assez embarrassé. Car, encore que je vous aie vu à peu près tous les jours, je ne suis pas très sûr encore de vous connaître sous toutes les faces, tant vous avez joué sur ce théâtre des personnages variés. Si l'on voulait savoir ce que vous avez fait pendant la guerre il serait plus sage de vous demander ce que vous n'avez pas fait. Pansements, opérations, anesthésie, mécanothérapie, radiographie, rien de ce qui concerne la pratique de l'art médical ne vous fut étranger. Dieu juste ! vous avez même fait de la pharmacie. Vous quittez volontiers le tablier blanc pour ceindre vos reins du tablier de plomb, et vous comptez à votre actif 692 radiographies. Votre esprit inventif se joue des difficultés : qu'il s'agisse d'organiser une fête, une loterie ou de soutirer par les moyens les plus honnêtes et de faire tomber dans l'escarcelle de notre trésorière les belles pièces et les beaux billets, nerfs de la guerre et de la bienfaisance. Et comme vous ne trouviez plus dans le milieu hospitalier un champ assez vaste pour exercer votre activité vous avez mis à profit l'accalmie de l'été 1917 pour vous lancer dans la préparation de la lutte antituberculeuse. Vous avez été le prospecteur, le bon pionn er de la première heure, le propagandiste zélé. Par la force de votre conviction vous avez rallié les suffrages, suscité des prosélytes, réuni des fonds importants et jeté les bases de l'œuvre antituberculeuse qui fait déjà honneur au Comité angevin.

Nous avons travaillé côte à côte. Des 399 opérations exécutées au tableau, combien nous reviennent? Opérations, le mot est bien gros. Gratter les os, enlever les esquilles, extraire les projectiles, ranimer les plaies atones, les trajets suppurants, tel fut le champ modeste où nous avons exercé prudemment nos talents et rarement notre ambition s'est élevée jusqu'à la réfection des moignons. Il n'est personne dans cette maison qui ne rende justice à votre dévouement et chacun vous le manifeste en ayant recours à tout instant à votre inépuisable bonne volonté.

Vous avez rencontré ici toutes sortes de satisfaction, toute espèce de sympathie. Vous y avez trouvé davantage, une récompense plus douce et plus chère. Voulez-vous me permettre d'y ajouter l'assurance de la bonne amitié qui s'est développée naturellement entre nous au cours d'une collaboration incessante?

Mesdames les Infirmières, quand on veut honorer le régiment on félicite le colonel.

Je sais que je m'expose au ressentiment de Madame l'Infirmière-Chef en proclamant publiquement ses mérites. Mais il m'est impossible de la laisser partir et de lui dissimuler plus longtemps ce que nous pensons. Madame l'Infirmière-Chef, quand vous êtes arrivée le 24 août 1914, vous avez suscité, n'en doutez pas, un peu d'envie. Car vous saviez ce que c'était que la guerre, vous étiez allée au front, et vous connaissiez par expérience les effets du bombardement. Cela nous ne l'ignorions pas, puisque la destruction de votre hôpital, et l'évacuation par ordre nous avaient valu votre présence parmi nous. Mais vous n'aviez pas tout dit. Ou plutôt vous n'aviez conté qu'à quelques privilégiés la manœuvre élégante et crâne qui vous avait permis dedérober dans votre hôpital une vingtaine de soldats français blessés aux investigations des officiers allemands. Si la cachette avait été découverte vous étiez sûre de payer votre exploit de 12 balles dans la poitrine. Il ne vous a point valu la croix de guerre.

Vous n'avez point trouvé dans cette formation d'arrière l'occasion de montrer votre âme héroïque. Mais par votre douce fermeté, votre bienveillance, vous avez gagné l'estime et l'affection de toutes et de tous.

Parfois vous enflez la voix et vous grondez très fort le pauvre soldat qui s'est égaré dans la vigne du Seigneur ou qui revient de quelque escapade. Mais les foudres que vous agitiez ne faisaient pas peur, car on savait que vos airs terribles cachaient souvent une forte envie de rire. Et l'on connaît votre grand cœur : je connais trop votre générosité. Si vous aviez trouvé au bord du chemin quelque pauvre soldat blessé tremblant de froid vous lui auriez jeté sur les épaules votre cape tout entière.

Mesdames les Infirmières, vous occupez dans le monde des situations différentes. Mais en prenant la robe, j'allais dire le voile, d'infirmière vous voulez ignorer les distances sociales. Vous êtes venues ici chacune avec vos idées, votre conception de la vie, vos croyances. Vous n'en avez abandonné aucune. Mais vous avez laissé au seuil de l'Hôpital tout ce qui pouvait vous séparer. Celles d'entre vous à qui sont échus en partage les honneurs ou les richesses ne se souviennent de ces faveurs de la destinée que pour en faire profiter les humbles, les déshérités, les malades et les blessés. Vous avez fait le sacrifice des vanités humaines et celles d'entre vous qui ont obtenu des distinctions se rappellent qu'il n'a manqué souvent à leurs compagnes que l'occasion pour les mériter. Vous ne formez plus qu'une vaillante cohorte qu'anime un même esprit de sacrifice, que guide la même foi patriotique, qui marche vers un idéal commun de justice et de bonté.

Vous n'avez pu vous dépouiller cependant des dons naturels ou acquis. Vous êtes restées vous-mêmes, avec vos qualités d'intelligence, de sensibilité, de courage et de volonté. Inclinées sciemment sous la même discipline vous remplissez les mêmes devoirs, vous accomplissez les mêmes actes, mais chacune avec votre vision personnelle des choses avec la tournure particulière de votre esprit.

C'est vraiment une tâche au-dessus de mes forces que de tenter de démêler dans la gerbe que vous apportez les épis qui appartiennent à la communauté et ceux qui vous reviennent en propre.

Je pensais à toutes ces choses lorsque, dormeur éveillé, je fis un rêve. Permettez-moi de vous le dire. Cela se passe dans un temps que je veux croire éloigné. Un vieil homme solitaire remue au coin du feu la cendre des souvenirs. Sa pensée se reporte vers les années d'épreuve de la grande guerre. Il revoit avec une singulière netteté les salles de l'Hôpital 102, mais elles sont vides, inanimées comme aujourd'hui.

Et voici que, de la lueur dansante des flammes soudain jaillit une forme tout de blanc vêtue. C'est un fantôme. Un vieux médecin n'a pas peur des fantômes. Et celui-ci n'a rien d'effrayant. C'est une dame : elle porte sur sa poitrine les insignes de l'U. F. F.

Le vieil homme lui parle. Madame je crois bien vous avoir rencontrée jadis en ce monde sublunaire. Mais il m'est difficile de mettre un nom sur votre visage. Comme en un pastel à demi effacé par les ans vos traits me paraissent un peu flous. Vous étiez à n'en pas douter une infirmière de l'Hopital 102. Aidez, je vous en prie, ma mémoire défaillante. Votre coiffe blanche cachait-elle en ces temps-là, des cheveux d'or, d'ébène ou d'argent. N'étiez-vous point parmi ces jeunes filles qui, délaissant les plaisirs de leur âge, avaient fui le monde pour s'enfermer avec leurs aînées. Elles apportaient la fraîcheur de sentiments d'un cœur qui s'ouvre à la vie et leur enthousiasme juvénile. Leur sourire et leur grâce fleurissaient cette austère maison. Avec elles un rayon de soleil semblait passer dans les salles. Et parfois pour dissiper la tristesse et la mélancolie des soldats, elles chantaient.

Vous secouez la tête ! Etiez-vous dame ou demoiselle ! J'en ai connu beaucoup mais il y a si longtemps. Serait-ce dans la salle A. B. C. ou dans la salle rose ou dans la salle verte ?

Il me semble vous voir encore. Voici des blessés qu
i

arrivent, vous penchez votre front sur ces épaves humaines. Avec des gestes prompts, des doigts qui courent agiles et pourtant si doux, vous délivrez leurs corps de toutes les souillures. Vous les avez couchés dans des lits bien blancs. Glissant à pas feutrés vous vous approchez pour leur donner le pain qui nourrit, leur verser le vin qui réconforte. Vos mains fraîches s'appuient sur les fronts brûlants. Pour apaiser la souffrance vous retrouvez les gestes tendres, les mots puérils avec lesquels on berce la douleur des tout petits. Et quand dans la grande détresse s'échappe enfin le cri qui monte aux lèvres de l'homme redevenu enfant, vous vous penchez plus encore, et vous êtes là tout près pour remplacer la maman.

Vous avez accompli chaque jour la même tache avec la même ferveur. Par tous les temps, l'été comme l'hiver, vous avez quitté de bonne heure votre maison : vous laissiez peut-être une vieille mère, peut-être de jeunes enfants. Peut-être aviez-vous à parcourir une longue et pénible route? Vous vouliez ignorer la fatigue. Pendant que les hommes se battaient dans la tranchée, vous teniez et vous avez tenu pendant cinquante trois mois.

Quoi, vous secouez la tête?

Seriez-vous donc enfin une de ces dames qui s'arrachant le soir du cercle familial, accouraient ici dans le noir, le vent, le froid et la pluie. Elles arrivaient quand leurs compagnes de jour se retiraient. Bravement elles montaient la garde auprès des blessés, veillaient sur leur sommeil, attentives à leurs plaintes, promptes à les secourir. Elles avaient toute la peine et nulle satisfaction. C'était très beau.

Eh bien, madame, pour tant de sacrifices, tant d'abnégation laissez-moi vous dire...

Mais la dame blanche eut un petit rire et dit : Prenez garde, M. le Docteur, je crois que vous allez nous faire un compliment. Vous n'en étiez pas si prodigue autrefois. Auriez-vous tant changé?

Ne fatiguez pas votre mémoire. Je ne suis pas de celles que vous avez nommées ou plutôt je les résume toutes. En moi se fondent les traits et les mérites et les grâces de mes compagnes avec par surcroît un soupçon de malice. Je suis l'infirmière de l'Hôpital 102. Trêve de compliments,

M. le Docteur ! Les vapeurs de votre encens offenseraient les délicatesses de mon être immatériel. Comme Rachel ne voulut pas être consolée je ne veux pas être louée. Ce que j'ai fait, c'était pour obéir à mon commandement intérieur. Mes actes sont écrits sur les pages de ma conscience que nul regard humain ne doit effleurer. Et maintenant le livre est fermé.

Là-dessus la dame esquissa une révérence et « tout soudain » s'évanouit, laissant là le vieil homme vêtu de noir qui me ressemblait comme un frère, un peu vexé de n'avoir pu dans sa vie glisser un compliment.

Mais j'ai compris l'avertissement. Si vos oreilles sont fermées aux louanges, Mesdames, votre cœur ne peut rester sourd à l'immense cri de reconnaissance qui monte vers vous.

Vous avez soulagé, guéri souvent, consolé toujours, suivant l'antique précepte, ceux qui ont été remis entre vos mains.

Vous avez sauvé des vies humaines, arraché au désespoir des êtres affreusement mutilés. Vous avez rendu aux uns la vigueur, aux autres le courage, l'espérance et le goût de la vie.

Au nom des mères, des épouses, des jeunes filles à qui vous avez rendu des enfants, des maris, des pères, des frères et des fiancés, au nom de la patrie que vous avez bien servie, Mesdames les Infirmières, de tout mon cœur, de toute mon âme je vous dis : merci.



---

Angers, Imp. G. Grassin. — 643-19.

www.ingramcontent.com/pod-product-compliance
Ingram Content Group UK Ltd.
Pitfield, Milton Keynes, MK11 3LW, UK
UKHW022156260726
13993UKWH00005B/2400